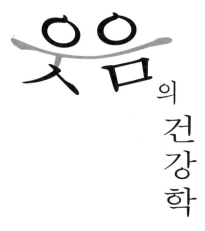

# 웃음의 건강학

저자 | 의학박사 노만택

2002

# 웃음의 건강학

2002년 2월 20일 초판 1쇄 발행
2006년 9월 25일 초판 3쇄 발행

저자 / 노만택
발행자 / 박홍주
발행처 / 도서출판 푸른솔
편집부 : 715-2493
영업부 : 704-2571~2
팩스 : 3273-4649
디자인 / 여백
일러스트 / 윤정주
주소 / 서울시 마포구 도화동 251-1 근신빌딩 별관 302호
등록번호 / 제 1-825
값 6,800 원
ISBN 89-86804-42-5

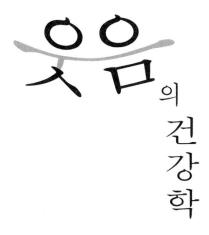

# 웃음의 건강학

저자 | 의학박사 노만택

푸른솔

# 서문 | 이제 넓게 살아가는 법을 배우자

　　　　나는 식당에 갈 때마다 우리나라 사람들이 살아가는 모습을 느낀다. 방에 쪼그리고 앉으면 허리도 아프고 무릎도 아플 텐데, 의자에 앉아 먹기보다는 방에 앉아서 먹기를 좋아한다. 또, 한가하면 기다리지 않아도 되고 대접도 잘 받을 텐데, 손님이 적으면 슬그머니 나가고 손님이 많은 식당에 가면 기다리더라도 먹고 간다. 음식도 요리다운 요리는 거의 없고 빨리 여러 사람이 먹을 수 있는 국물이나 즉석 구이가 대부분이다.

　　　　내가 어릴 적만 해도 식당이나 침실이 따로 있는 집이 드물었다. 한 방에서 이불 깔고 자면 침실이고 이불을 걷어내고 밥상을 펴면 식당이며 밥상에 책을 펴면 공부방이 되었다. 여름철에 닭 한 마리라도 잡으면 닭발부터 내장까지 조려 먹고, 나머지는 여러 사람이 먹을 수 있게 백숙을 만들어 먹었다. 돼지고기 한 근이라도 사오면 김치찌개를 만들어서 여러 사람이 국물맛을 보았다. 땅은 좁고 먹을 것은 부족하고 식구는 많은 형편에서 그렇게 살 수밖에 없었을 것이다. 먹을 것이 흔해진 요즘에도 좁은 땅덩어리는 그대로여서 많은 사람들이 빨리 먹기 위해서 여전히 방에 들어가 국이나 찌개, 그리고 구이를 시켜먹고 그런 분위기를 즐긴다. 복작복작거리는 식당에서 방에 들어가서 소리를 지르며 음식을 재촉하고 빨리빨리 구워서 먹는 모습들…. 땅덩어리는 좁고 사람은 많은 나라에서 살아가는 방식이 그대로 나타난다.

언제까지 우리는 이렇게 살아가야 할까. 신문에 '웃음의 건강학'을 연재하던 시절, 나 역시 힘들게 지냈다. 40대에 무엇을 이뤄야 한다는 강박관념, 여러 가지 사회활동, 진료, 글쓰기 등 스트레스로 무너질 지경이었다. 웃음과 스트레스에 관해 연구하면서 느슨해지는 법과 의무적으로 노는 법을 익혔다. 남과 비교하지 않고 경쟁하지 않으려는 태도를 배웠고, 이런 내용을 담은 나의 글에 여러 사람들이 관심과 격려를 보내 주었다. 바쁜 세상 따라잡기도 힘든데 '일등만이 살길이다'라고 외치는 풍조에서 힘들게 살아가는 이웃에 위로의 손길을 건네려고 글을 썼지만 도움이 되었는지 모르겠다.

좁은 곳에서 많은 사람이 살다보면 반드시 경쟁을 해야 한다. 동물이든 사람이든 빡빡하고 좁은 곳에서 살아가면 스트레스를 받는다. 스트레스라는 말의 뿌리도 따져보면 'Tight' 라는 말에서 나왔다. 사람은 많고 땅덩어리가 좁은 나라에서 살아가는 자체가 스트레스이다. 좁은 곳에서 살아가기 때문에 다른 사람과 부딪치면서 걸어가고 때로는 앞지르기도 하고 규칙을 어기기도 한다. 부딪치고 앞지르고 규칙을 어기면서 얼굴의 표정도 굳어지고 싸울 준비 상태가 된다.

우리 본래의 모습은 아니겠지만 요즘 우리나라 사람들은 웃음과 인사에 인색하다. 빈부에 상관없이 넓게 사는 나라 사람들은 잘 웃고 인사도 잘한다. 잘 웃고 인사를 잘 하는 사람들은 인생도 즐길 줄 안다.

'웃기는 놈'이라는 말이 있듯이 바쁘게 사는 우리나라 사람에게 웃음이나 농담은 실없는 일이다. 그렇지만 웃음을 잃고 바쁘게 살아서 우리는 어떻게 되었는가. 세계에서 가장 술을 많이 마시는 국민, 가장 교통 사고가 많은 나라, 40대 사망률이 가장 높은 나라가 되었다.

이제 넓게 살아가는 법을 배우자. 웃음은 넓게 살아갈 수 있는 길을 열어준다. 가까이 다가가면 힘들고 괴로운 일도 한 발짝 물러서면 편하게 느껴진다. 오늘의 고통도 내일이면 잊혀지듯이, 거리를 두면 마음이 편해진다. 아옹대며 살아가는 도시의 모습도 산에 올라가 내려다 보면 한가로운 풍경으로 보인다. 찰리 채플린의 말대로 인생은 가까이 보면 비극이지만 멀리 떨어져 보면 희극이다.

웃음은 모든 일을 물러나서 보게 한다. 어린 시절 부드러웠던 몸이 나이가 들면 굳어가듯이 가득했던 웃음도 나이가 들어감에 따라 사라져간다. 몸의 부드러움을 잃지 않기 위해 스트레칭이 필요하듯이, 웃음을 잃지 않기 위한 노력도 필요하다. 웃음을 가꾸고 익히면 웃음이 몸에 밸 것이다. 웃음이 몸에 배면 행복해진다. 행복해서 웃지만 웃으면 행복해진다.

# 차례

# 차례

# 차례

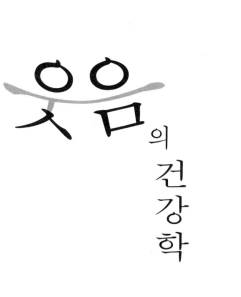

웃음의 건강학

# 01 인생은 희극이다
## 멀리 떨어져 보면

작은 실험을 해보자. 지금 자신을 괴롭히는 문제를 손바닥에 적은 다음 일어서서 손바닥을 코 가까이 댄다. 방을 천천히 걸으면서 글씨를 읽어본다. 당연히 시야가 좁아지고 흐려진다. 다시 손바닥을 얼굴로부터 5cm쯤 떨어지게 하면 시야는 다시 또렷해진다. 여전히 손바닥에는 문제를 일으키는 글씨가 남아 있지만 이제는 처음처럼 괴로워 보이지 않을 것이다.

찰리 채플린은 "인생은 가까이 들여다보면 비극이지만 멀리 떨어져 보면 희극이다"라고 말했다. 불행한 가정에서 자란 채플린이 어려움 속에서 스스로 지켜낸 인생관이라 귀담아들을 만한 얘기다. 어려움을 겪게 되면 어려움과 자신을 뒤섞어 끙끙거리며 지내는 사람이 있고, 어려움이 닥쳐도 어려움과 거리를 두고 자신을 지켜내는 사람이 있다. 괴로운 문제를 가까이서 깊숙이 받아들이면 시야가 좁아지고 고통스럽지만 거리를 두고 지내면 시야가 넓어지고 괴로움에서 벗어날 길이 보인다.

괴로움으로부터 벗어나는 방법으로 시간과 몇 가지 지혜가 있다. 세월이 약이라는 말이 있듯이 괴로운 일도 시간이 지나면 차츰 잊혀진다. 당장 괴로움을 이기기 위해서는 괴로움으로부터 거리를 두고 벗어나야 한다. 웃음과 유머는 괴로움으로부터 빨리 벗어나는 지혜 가운데 가장 쉽게 누구나 쓸 수 있는 방법이다.

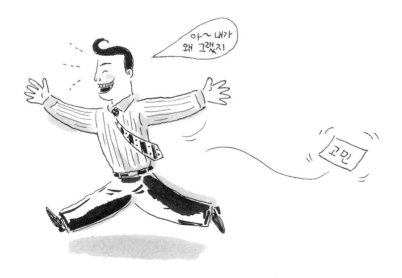

# 02 즐거운 생각하면
## 질병 면역력 '쑥쑥'

예순 대여섯 되신 할머니 한 분이 진료실에 찾아왔다. 그 할머니는 허리가 아프니 사진을 찍어 달라고 했다. 오래 전부터 다니던 할머니인지라 나는 사진을 찍을 필요가 없다고 말했으나 할머니는 자신의 허리에 분명히 이상이 있을 거라고 우겼다.

알고 보니 할머니는 간암 판정을 받은 남동생이 6개월 만에 거의 죽을 지경에 이르자 자신의 허리에도 암이 자라고 있으리라 생각하고 불안해진 것이다. 사진을 찍고 큰 이상이 없다는 내 설명을 듣고도 할머니는 자신의 허리에 암이 있을 거라고 생각했다.

할머니의 허리 통증은 갈수록 심해졌고 다리도 저려와

서 수술을 받게 되었다. 할머니가 받은 진단은 암은 아니고 척추관 협착증이었다. 척추관 협착증은 늙어 가면서 흔히 생길 수 있는 병이며 가벼운 증세는 물리요법이나 휴식을 취하면 좋아질 수 있다. 그렇지만 자신이 몹쓸병에 걸렸다고 믿어버린 할머니에게는 수술해야 할 정도로 병세가 심하게 나타났던 것이다.

콩 심은 데 콩 나고 팥 심은 데 팥 나듯이 기쁜 생각은 몸을 건강하게 하고 나쁜 생각은 몸을 망친다. 마음, 신경계 그리고 몸은 서로 정보를 주고받는다. 마음과 몸의 관계를 연구하는 학문을 정신-신경-면역학이라고 하는데, 이 분야의 연구에 따르면 마음먹기에 따라 사람의 면역은 강해질 수도, 약해질 수도 있다고 한다.

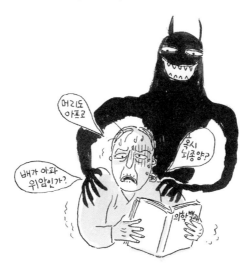

# 03 준비된 유머는 싸움 줄이는 보험

슈퍼마켓 직원이 채소를 비닐주머니에 담다 주머니가 찢어졌다. 손님 얼굴이 짜증스럽게 변하는 순간 직원은 재치 있게 말했다.

"흠, 이 주머니는 불량품이군요. 주차장에서 찢어지지 않아 다행이네요."

이 말을 들은 손님의 얼굴에 가벼운 웃음이 번졌다.

하루에도 수백 개씩 비닐주머니를 사용하는 직원은 몇 개의 주머니가 찢어질 수 있다는 사실을 알고 있다. 이를 알고도 아무 준비 없이 지내는 직원은 까다로운 손님과 자주 다투게 되고, 상대방의 마음을 편하게 해줄 유머를 준비한 직원은 손님과의 다툼을 줄일 수 있어 즐겁게 일할 수 있다.

많은 환자를 대하는 의사는 항상 의료사고를 겪을 수 있다. 환자와 유머를 주고받는 의사는 그렇지 않은 의사보다 고소당하는 확률이 적다고 한다. 의사로선 의료분쟁에 대비해 공제회에 드는 것도 좋지만, 유머와 친절로 환자와 원만한 관계를 맺는 것이 현명한 방법이다.

일하고 사람을 만나면서 살다보면 누구나 한 번쯤 짜증이나 다툼이 생길 수 있다. 직장에서 집에서 일어날 수 있는 문제에 대해 웃을 준비를 해두면 어려움을 가볍게 넘길 수 있다. 운전하는 사람이 사고를 대비해 보험에 들 듯이 일상생활에서도 짜증과 다툼을 피하기 위해 유머라는 보험에 들어보자.

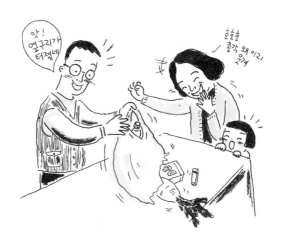

# 04 암을 이겨내는 법 – 실컷 웃어라

크리스틴 클리퍼드는 유방암을 이겨낸 여인이다. 크리스틴은 마흔 살에 유방암 진단을 받았다. 자신의 어머니도 유방암으로 사망했기 때문에 크리스틴은 절망과 두려움 속에서 수술을 받았다. 수술을 받은 지 4주일이 되던 날 그녀는 한밤중에 일어나 새로운 사실을 깨달았다. 낮에 찾아온 친구와 실컷 웃은 덕에 몸과 마음이 편안해진 것이다. 수술 뒤 이웃들이 따뜻하게 대해줬지만 크리스틴은 웃어본 적이 없었다. 그 때부터 그녀는 웃음과 유머로 암을 이겨내기로 했다. 그녀는 머리카락이 빠져나가는 화학요법과 살에 물집이 생기는 방사선요법을 견뎌내고 끝내 암을 물리쳤다.

스트레스는 항암주사의 효과를 떨어뜨린다.

이탈리아 우딘대학의 소니아 조르젯은 쥐를 암에 걸리게 한 다음 항암주사의 효과를 확인했다. 암에 걸렸지만 편한 상태에서 주사를 맞은 쥐들은 치료받지 않은 쥐들보다 더 오래 살거나 완전히 치료되었다. 하루 1시간씩 다리에 플라스틱판을 묶어 스트레스를 준 쥐들은 주사를 맞지 않은 쥐처럼 빨리 죽었다.

스트레스는 면역체계를 무너뜨리지만, 편하고 밝은 마음은 면역체계를 강하게 한다.

편하고 밝은 마음이 좋은 치료방법과 어우러지면 암도 물리칠 수 있다. 크리스틴은 미국 미네소타주 에디나에서 암클럽을 운영하면서 웃음과 유머로 암을 이겨내는 방법을 전하고 있다.

# 05 배꼽 잡고 웃으면 '조깅' 효과

겨울의 새벽은 정말 춥다. 살을 에는 추위에도 새벽길을 달리는 사람들이 있다. 왜 달릴까? 물론 건강을 위해서 달리지만 달리면 기분이 좋아지기 때문에 달린다. 달리면 처음에는 가벼운 고통이 올 수 있지만 시간이 지나면서 쾌감이 온다. 기분 좋은 호르몬이 분비되기 때문이다. 이를 가리켜 '조그 하이(jog high)' 라고 부른다.

추위에 새벽길을 달릴 자신이 없는 사람도 이 기분을 느낄 수 있다. 배꼽잡고 웃으면 된다. 배꼽잡고 웃고 나면 마음이 편해지고 기분이 좋아진다. 코티솔과 같은 긴장 상태의 호르몬이 사라지고 도파민과 같은 편한 호르몬이 나타나기 때문이다. 운동 효과도 달리기 못지않다. 배꼽잡고 웃으면 보통

호흡보다 깊게 들이마시고 충분히 내뿜는 호흡이 된다. 깊은 호흡을 하면 폐에서 충분한 공기 교환이 이뤄진다. 배꼽잡고 웃으면 심장도 빨리 뛰어 운동하는 효과가 있으며 웃고 나면 심장은 편한 상태로 돌아온다. 크게 웃으면 얼굴과 목둘레의 근육도 적당한 자극을 받게 되고 웃음이 계속되면 횡격막과 복부의 근육도 좋은 자극을 받게 된다. 웃다 보면 배가 아픈 것은 이 때문이다.

　　돈 없고 게을러도 배꼽잡고 웃으면 건강과 행복을 얻을 수 있다. 배꼽잡고 웃어보자.

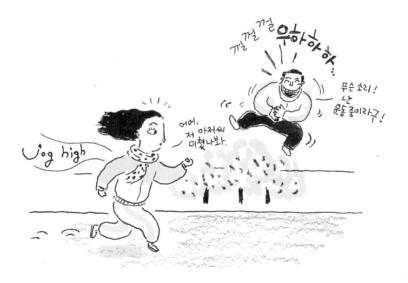

# 06 유머 풍부할수록 위기에 강하다

　　일전에 텔레비전에서 방영하는 꼬리 없는 개의 이야기를 재미있게 본 적이 있다.

　　'동경이' 라는 종류의 이 개는 싸움을 잘하지만 무척 순하다고 한다. 동경이는 싸움을 잘해서 사냥개로도 쓰이지만 순해서 눈먼 사람을 이끌어주는 개로도 쓰인다고 한다. 이 개는 잘 짖지 않는다.

　　개에 대해 잘 아는 사람들이 설명하기를 "자신 없는 개일수록 잘 짖고 용맹스러운 개는 쓸데없이 짖지 않는다"고 한다. 작은 개들은 모르는 사람이 만지려 하면 짖어댔지만 이 개는 처음 보는 어린 아이들이 만져도 가만히 있었다. 동경이라는

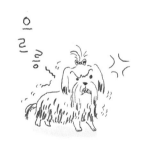

개를 보니 개한테도 외유내강이 있는 것처럼 보였다.

　　마틴의 연구에 따르면 유머 감각이 높은 사람은 자신을 잘 통제하고 자존심이 강하다고 한다. 프라이는 여성 지도자를 완벽주의, 유머, 낙천주의의 관점으로 분석했는데, 완벽주의자는 자신에게 의존하며 스트레스와 거리를 두고 어려움을 이겨내지만 유머, 낙천주의자는 주위 사람과 친하게 지내며 도움을 이끌어낸다고 한다. 완벽주의자는 어려움이 쌓이면 무너지기 쉽지만 유머를 사용하는 지도자는 어려운 업무에도 잘 버텨낸다고 한다.

　　미국 사람들은 자신의 지도자는 유머 감각이 높아야 된다고 생각하고 그런 면에서 클린턴을 좋아했다. 사람이나 동물이나 자신있으면 부드럽고, 부드러움과 유머는 자신감을 길러준다.

# 07 여자 팔뚝 상처 웃는자가 쉬 아문다

뼈를 다쳐 수술을 받게 된 환자들이 의사에게 흔히 물어보는 말이 있다.

"뼈를 빨리 아물게 하려면 뼈 국물을 먹어야 하지요?"

이런 사람들은 뼛국에는 뼈를 잘 아물게 하는 성분이 있다고 생각하는가보다. 병과 비슷한 성질을 지닌 동식물이 치료 효과가 있다는 믿음은 중세시대를 떠올리게 한다. 고양이가 높은 곳에서 뛰어내려도 안 다치니까 고양이 고기가 관절염에 좋을 것이라는 식이다.

이럴 때 나는 "소는 풀만 먹고도 기름진 살과 지방이 생깁니다."라고 말하며 즐겁게 웃으면 뼈가 빨리 붙는다고 알려준다. 그러면 사람들은 나를 정말 웃기는 의사라고 생각한다.

　　상처 아물기도 마음먹기에 달렸다. 스트레스는 상처가 아무는 것을 더디게 한다.

　　미국의 오하이오주립대학의 키콜트 박사는 스트레스에 시달리는 사람은 그렇지 않은 사람보다 상처가 아무는 시간이 오래 걸린다고 밝혔다. 여자의 팔뚝에 상처를 만든 다음 아무는 시간을 알아보니 스트레스에 시달리는 사람은 그렇지 않은 사람보다 24% 정도 길었다. 이 실험 대상자의 절반은 치매 환자인 가족을 돌보고 있었고, 표준 스트레스 검사에서도 스트레스 지수가 높았다.

　　소가 풀만 먹고 잘 자라듯이 사람도 평소 먹던 음식만 잘 먹어도 건강해질 수 있다. 웃고 즐기다 보면 상처도 잘 아물고 뼈도 잘 붙으니 웃음이 치료약이고 보약인 셈이다.

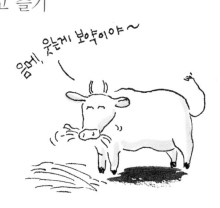

음메, 웃는게 보약이야~

# 08 유머로 성격 가꾸면 출근길 콧노래 절로

　　요즘에는 남자 여자 가리지 않고 얼굴이나 겉모습에 신경을 많이 쓰는 것 같다.

　　외모를 가꾸는 사람들은 남에게 보이기 위해서라기보다는 자신이 기분이 좋아지기 때문에 꾸민다고 한다. 요즘 젊은 사람들은 대체로 멋져 보이는데 역시 외모는 가꾸기 나름인 것 같다.

　　겉모습을 꾸미듯이 성격도 가꾸면 어떨까?

　　유머로 스트레스를 이겨낼 수 있는 세 가지 성격 요소인 참여, 도전, 조절(3C)로 성격도 다듬을 수 있다. 유머가 있는 사람은 직장에서나 봉사 활동에서 마음을 열고 낙관적인 태도로 참여한다. 직장에서 동료들과 웃고 놀 수 있는 사람은 동료들과 친하게 지내게 되고 일에도 재미를 느끼며 스트레스도 날려보낼 수 있다.

유머는 변화의 두려움을 도전의 즐거움으로 바꾼다. 사람들은 유머를 통해 사물의 다른 면을 보고 상상력을 얻는다. 유머가 있는 사람은 힘든 상황을 위협으로 보지 않고 도전으로 받아들인다.

조절할 수 있는 능력도 유머를 통해 얻어질 수 있다. 유머를 통해 골치 아픈 일도 한발짝 물러서서 볼 수 있다.

날마다 거울 앞에서 얼굴을 다듬듯이 직장에 들어서면 유머로 성격을 다듬어보자. 남이 보기에도 좋고 자신도 기분이 좋아질 테니까. 유머는 성격을 위한 멋진 화장이다.

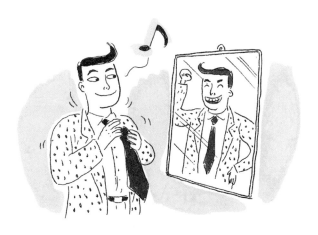

# 09 웃음은 돈 안들이는 좋은 화장

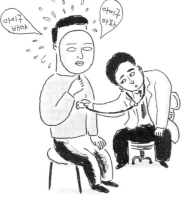

웃음과 울음은 비슷하다. 멀리서 보면 웃음과 울음이 구별되지 않을 때도 있다. 잘 울지 않는 사람은 잘 웃지도 않는다. 웃음과 울음은 감정의 배설작용이다.

물이 가득차면 넘쳐흐르듯 슬픔이나 즐거움이 지나치면 울음이나 웃음이 나온다. 웃거나 울고 나면 몸과 마음이 후련해진다.

이 사회의 폭력성은 울음을 잃어버린데서 나온다고 한 정신치료학자도 있다. 실제로 아이들이나 여성들은 더 잘 울고 덜 폭력적이다.

잘 울지 않는 사람이나 울음에 대해 부정적으로 생각하는 사람들은 위궤양이나 장염에 잘 걸린다는 연구결과도 있다.

웃음과 울음은 비슷하지만 다른 점도 많다. 울음은 고통을 참아내고 웃음은 고통을 뛰어넘는다. 울음은 안으로 파고들지만 웃음은 밖을 향한다. 우는 사람은 자신의 고통만을 바라보지만 웃는 사람은 세상에 자신을 열어둔다.

'웃음은 울음보다 더 멀리 들린다'는 독일 속담이 있다. 울음은 지난날을 돌아보게 하지만 웃음은 앞날을 바라보게 한다.

웃음은 사람의 얼굴을 아름답게 하지만 울음은 사람의 얼굴을 밉게 만든다. 여성들에게 웃음은 좋은 화장이지만 울음은 화장을 망가뜨리는 애물이다. 화장을 고치는 것보다 돈 들이지 않는 화장이 더 낫지 않은가?

# 10 웃다가 눈물 찔끔
## 유해물질 배출 효과

눈물은 짜다. 그러나 소금물은 아니다. 내가 고교 시절 윤리 선생님한테서 들은 말이다. 눈물에는 사람의 고통과 설움, 그리고 노력이 배어 있다는 말이다. 실제로 눈물에는 소금기만 있는 게 아니다. 눈물에는 단백질이 들어 있다. 단백질의 양은 눈물의 종류에 따라 다르다. 감정이 격해져 흘린 눈물에는 양파 등의 자극에 의해 흘린 눈물보다 단백질이 많다고 한다.

미국 미네소타대학 프레이 박사의 연구에 의하면, 눈물은 스트레스에 의해 쌓이는 해로운 물질을 없애주는 역할을 한다고 한다. 울음은 육신의 정화작용이며 눈물에는 스트레스의 배설물이 들어 있다. 실컷 울고 나면 후련해지는 이유가 여기에 있다.

　양극은 서로 통한다. 웃다가 보면 눈물이 나고, 울다 보면 어쩌다 웃음이 나온다. 웃을 때 나오는 눈물도 울 때 나오는 눈물처럼 몸에 쌓인 해로운 물질을 제거하는 기능을 한다. 눈물이 날 정도로 웃고 나면 역시 몸과 마음이 편해진다. 웃음을 참거나 울음을 참아 눈물을 억제하면 그만큼 우리 몸과 마음은 스트레스로 멍이 든다.

　신은 인간에게 웃음과 눈물로 몸과 마음을 씻어내는 능력을 주셨지만, 사람은 나이가 들면서 이런 능력을 잊고 살아간다.

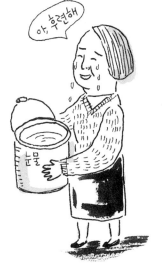

# 항암치료 때문에 머리 빠진 아이, '군대가려고 밀었죠'

미국에서 공부하고 있는 한국 아이의 엄마가 학교에 불려갔다. 선생님은 아이가 잘 웃지 않아서 걱정이라고 말했다. 아이가 마음을 열지 않는다는 것이다. 그 엄마는 혼란스러웠다. '한국에서는 웃고 떠들면 엄마가 불려갔는데 잘 웃지 않아서 문제라니.' 보통사람들은 남들이 웃겨주면 웃는다. 웃고 나면 걱정이 줄어들고 마음이 편해진다. 웃기는 자극에 대해 마음의 문을 열어야 웃음이 나온다.

유머 감각이 있는 사람들은 자신의 노력으로 웃는다. 또 어려움과 자신을 떼어놓고 생각할 수 있고 새로운 희망을 바라본다. 마음 속에 분노나 원한을 버리고 동정심이 생길 때 유머 감각을 가질 수 있다.

보통사람은 웃고 나서 마음이 편해지지만 유머 감각이 있는 사람은 자신의 마음을 편하게 한 다음 남을 웃긴다.

암에 걸렸어도 유머 감각이 있는 어린이들은 항암치료나 탈모현상을 잘 이겨낸다고 한다. 빠진 머리에 대해 물어보면 "바람이 불어 날아갔어요"나 "군대가려고 밀어버렸어요"라는 식으로 대답해 오히려 남을 웃기기도 한다.

보통사람이 되기 위해서는 잘 웃으면 되고, 뛰어난 사람이 되기 위해서는 유머 감각을 길러야 한다.

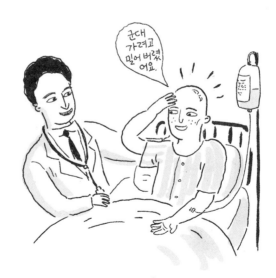

# 12 바쁘게 돌아다니면 감기에 안 걸리는 이유

'감기에 걸리지 않으려면 사람을 만나고 바쁘게 지내라?'

감기는 바이러스에 의해 옮는다. 이론적으로 감기에 걸리지 않으려면 사람이 모이는 장소에 나가지 않고 편하게 쉬면 된다. 날씨가 서늘해지면서 감기에 걸린 사람이 늘어날 테고 감기가 유행하면 언론들도 이런 내용으로 떠들 것이다.

이상하지 않은가? 이 말대로라면 감기 환자들이 몰려드는 병원에 근무하는 사람은 모두 감기에 걸려야 하고 혼자 사는 노인들은 감기에 걸리지 않아야 하는데 실제로는 그 반대로 일이 벌어진다. 바쁘게 사는 사람은 감기에 걸리지 않고 혼자 살거나 한가한 사람들이 감기에 자주 걸린다.

카네기멜런대학의 한 연구팀은 감기에 잘 걸리기 쉬운 조건으로 사회활동의 부족을 꼽았다. 흡연이나 비타민C 섭취의 부족보다 다양한 사회활동을 하지 않는 것을 가장 위험한 조건으로 지적했다.

감기는 바이러스가 옮기므로 아직까지 뚜렷한 치료약이 없다. 저항력이 강한 사람은 감기를 물리치고 저항력이 약한 사람은 감기에 걸린다.

사람은 사회적 동물이다. 친구나 이웃 그리고 직장 동료와 함께 즐겁게 지내는 사람은 고립되어 사는 사람보다 건강해질 수 있다. 무리를 지어 어울려 다니는 야생동물이 가둬 키운 동물보다 건강한 것과 같은 이치다.

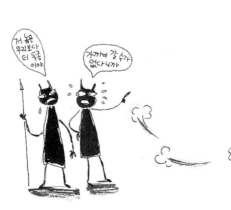

# 13 / 배꼽잡고 웃으니
2시간 편히 잘 수 있었다

의학계가 웃음의 치료 효과에 관심을 갖게 된 것은 1979년 노먼 커즌의 『환자가 느끼는 병의 해부』라는 책이 나온 뒤부터다.

노먼은 강직성 척추염 환자였다. 강직성 척추염은 염증이 골반에서 시작돼 척추로 번져 척추가 대나무처럼 굳어지는 류머티즘 병이다. 이 병이 진행되는 시기에는 환자들은 심한 고통에 시달리고 잠을 설치게 된다. 병원에 입원한 노먼은 뾰족한 치료법이 없다는 사실을 알고 병원 문을 나섰다. 곧장 병원 가까운 곳에 있는 호텔에 들어가 코미디 비디오와 몰래 카메라 프로그램을 보고 실컷 웃었다. 실컷 웃고 나니 고통이 사라졌다. 노먼은 '10분 동안 배꼽을 잡고 웃고 나면 두 시간 동안 편하게 잠들 수 있었다'고 회고했다. 웃고 나면 진통제나 약의 도움 없이 잠들 수 있었다.

　웃음의 효과는 의사들에 의해서도 확인되었다. 노먼의 적혈구 침강속도가 떨어진 것이다. 몸에서 염증이 가라앉았다는 사실을 뜻한다. 노먼은 마침내 병을 이겨냈다. 웃음이 병을 몰아냈는지 확실치 않지만 적어도 웃음이 병을 치료하는 데 큰 구실을 했다는 점은 노먼과 의사들도 인정했다. 노먼은 말했다. "웃음은 방탄조끼다. 해로운 감정이 스며들어 병을 일으키는 것을 막아주는 방탄조끼."

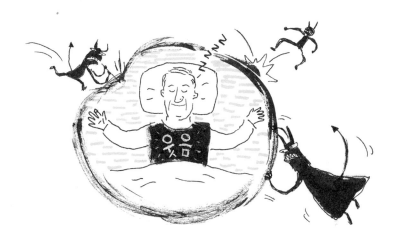

# 14 터져나오는 웃음은 뇌의 오케스트라

흔히 잘 웃는 사람을 보고 "사람 좋다"라고 말한다. 좋은 사람이란 어느 한쪽에 치우치지 않고 균형이 잡힌 태도를 가진 사람일 것이다.

웃음과 유머를 즐기는 사람은 뇌가 골고루 발달해 어느 한쪽에 치우치지 않는다.

윌리엄&메리대학의 덕스 박사는 웃음과 유머가 사람의 뇌를 골고루 자극한다고 밝혔다. 사람이 유머를 받아들이면 뇌의 왼쪽이 단어를 분석하기 시작한다. 그 다음 감정을 담당하는 뇌 앞부분의 활동이 늘어난다. 이런 다음 곧 바로 조합 기능을 가진 오른쪽 뇌가 움직여 유머라고 느끼게 된다. 끝으로 사람이 웃기 몇 초 전에는 감각을 느끼는 뇌의 뒷부분 활동이 증가한다. 이런 과정을 거쳐 뇌의 델타파가 물결치듯 밀려오다 절정에 도달하면서 웃음이 터져나온다.

　　유머는 뇌의 어느 한쪽을 자극하기보다는 오케스트라의 지휘자처럼 뇌를 골고루 다스려 아름다운 웃음을 만들어낸다. 밝게 터지는 웃음소리는 뇌의 오케스트라가 쏟아낸 아름다운 음악이다. 유머로 뇌의 기능이 균형과 조화를 이룬 사람은 성격이 좋을 수밖에 없다. 사람은 웃음과 유머로 생활과 감정의 균형을 잡을 수 있다. 화난 사람도 옆 사람의 유머와 웃음으로 화를 풀 수 있고 슬프거나 우울한 사람도 웃음과 유머로 마음을 달랠 수 있다.

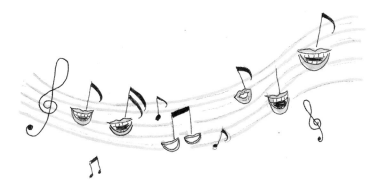

# 15 유머는 온몸으로 받아들여라

유머는 머리로 알아듣는 지적인 부분과 가슴으로 느끼는 감정적인 부분, 그리고 몸으로 나타나는 육체적인 부분으로 이루어져 있다. 개인의 감수성이나 환경에 따라 세 가지 부분이 따로 작용하기도 하고 함께 작용하기도 한다.

머리로 알아듣는 부분을 재치라고 한다. 재치는 사물을 새로운 눈으로 보는 힘이다. 사람이 유머를 받아들이면 재치가 발동해서 사물을 긍정적으로 바라보게 되고 분노와 긴장이 사라진다.

가슴으로 느끼는 부분을 유쾌함이라고 한다. 유쾌함은 유머의 가장 강력한 부분이다. 사람이 유머를 받아들여 유쾌함을 느끼는 순간에는 불안감이나 분노나 슬픔을 느낄 수 없

다. 유쾌함이 신호를 보내면 마음에 어두움과 딱딱함이 물러
가고 밝은 햇살이 그 자리를 차지한다.

　　육체로 나타나는 부분이 웃음이다. 웃음은 사람의 몸에
생화학적 변화를 일으키는 '내장의 조깅'이다. 웃음은 면역세
포를 강하게 하고 스트레스 호르몬을 떨어뜨린다. 웃음은 '배
가 아플' 정도로 근육을 자극하기도 하고 '눈물이 날' 정도로
마음을 후련하게 한다. 잘 웃지 않고 우울한 사람은 심장병에
잘 걸리고, 잘 웃는 사람은 대체로 튼튼한
심장을 가지고 있다.

　　사람에 따라 유머를
머리로 받아들일 수 있고
가슴으로 느낄 수 있지만
온몸으로 유머를 받아들
이면 몸과 마음이 즐거워
진다.

# 16 '킥킥' 신호탄에 긴장감 줄행랑

　　내가 전공의였을 때, 우리 전공의들은 일 주일에 한 번씩 맞는 방사선 집담회를 가장 큰 스트레스로 여겼다. 집담회 시간이면 전공의들은 새로 입원한 환자나 수술할 환자의 방사선 사진을 걸어놓고 지도하는 선생님 앞에서 설명을 하고 질문에 대답했다. 발표자가 질문에 대답을 못하면 심한 꾸지람이 있은 다음 다른 동료나 연차가 높은 전공의에게 질문이 옮겨가기 때문에 모든 전공의가 그 시간에는 바짝 긴장하였다.

　　영어로 집담회를 하는 날이었는데 발표자가 지도하는 선생님에게 물어야 하는 상황이 되었다. 발표하는 전공의는 스승의 이름을 영어로 부르기도 어렵고 대학병원이 아닌 곳이라 교수라는 칭호를 사용하기도 어려워 망설이다가 겨우 "디어 티처(Dear, Teacher)"라고 입을 열었다. "디어 티처"라는 어색하지만 절묘한 표현이 들리자 순간 뒷줄에 앉아 있던 한 전공의가 웃음을 참지 못하고 킥킥거렸고 그 웃음을 신호로 모두가 배꼽을 잡고 웃어 젖혔다.

웃음이 휩쓸고 간 다음 엄숙한 집담회장의 분위기가 편하게 바뀌었다. 여기저기서 질문이 터져나오고 발표자도 웃으면서 자신있게 대답했다. 웃음이 묻고 싶은 사람의 긴장과 대답하는 사람의 두려움을 걷어내자 집담회장은 활발한 토론의 장으로 바뀌었다. 웃음이 집담회 문화를 자리잡아 주는 날이었다.

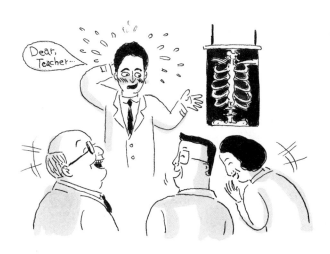

# 17 웃음이 나오는데 기분이 나쁠 수 없다

　　우리나라 사람들은 '점잖다' 는 표현은 좋은 뜻으로 쓰고, '웃긴다' 는 말은 나쁜 뜻으로 쓰는 것 같다. 이런 표현을 흔히 쓰는 사람들을 보면 스스로 스트레스를 받아들이고 있다는 생각이 든다.

　　몸과 마음이 편하기 위해서는 젊지 않은 것보다는 어린 애 같아야 하고 근엄하기보다는 웃길 수 있어야 한다. 유머가 정신 건강에 좋은 것을 알면 모두 웃고 웃기는 세상이 될 텐데…

　　첫째, 유머는 다른 사람과 통하게 한다. 사람들은 유머로써 서로 쉽게 친해질 수 있다. 둘째, 유머는 세상을 따뜻하게 보게 함으로써 스트레스를 줄여준다. "세상에 좋고 나쁜 일이란 없다. 단지 우리가 그렇게 생각할 뿐"이라고 셰익스피어는 말했다. 마음먹기에 따라 세상은 달라 보인다.

셋째, 유머는 나쁜 감정을 즐거운 기분으로 바꿔준다. 유머와 나쁜 감정이 동시에 우리 몸과 마음을 지배할 수는 없다. 웃음이 나오는데 기분이 나쁠 수 없다는 뜻이다.

넷째, 유머는 사람의 행동을 바꾼다. 사람들이 유머를 나눌 때는 말이 많아지고 서로 눈을 자주 맞추고 몸도 자주 만진다. 유머를 나누면 힘이 솟고 그 힘으로 서로 따뜻하게 대하게 된다. 다섯째, 유머는 몸을 바꾼다. 유머는 나쁜 호르몬을 물리치고 좋은 호르몬이나 항체의 힘을 길러준다.

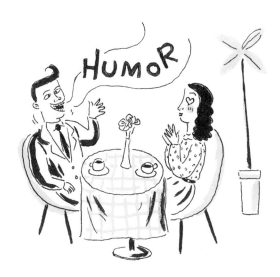

# 18 즐거운 생각, 유머가 인체엔진 연비 높인다

　사람들은 어떤 일에 대해 기대감이 무너질 때나 실망할 때 흔히 "맥 빠진다"라고 말한다. 반대로 어떤 일에 대해 희망이 생기거나 만족할 때 "힘 난다"라고 말한다.

　이런 말이 있는 것을 보면, 예로부터 사람들은 속마음이 몸을 바꾼다는 사실을 알고 있었던 것같다.

　속마음이 몸으로 나타나는 것을 알아보기 위한 쉬운 실험을 해보자. 그림처럼 한 사람을, 팔을 벌리고 서게 한 다음 당신의 손을 그 사람의 팔에 얹어 힘을 주고 그 사람에게는 버티게 한다.

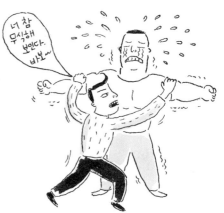

그 사람에게 슬픈 생각이나 괴로운 생각을 하게 한 다음 똑같은 동작을 반복한다. 아마도 그 사람은 버티는 힘이 떨어졌다고 느낄 것이다. 실망할 때 '맥 빠진다'라는 말을 몸으로 느낄 수 있다.

다시 그 사람에게 기쁜 생각이나 행복한 느낌을 갖게 한 다음 똑같은 동작을 반복해 보자. 그 사람은 버티는 힘이 세졌다고 느낄 것이다. 기쁠 때 '힘 난다'라는 말을 실감할 수 있다.

사람의 몸도 자동차와 비슷하다. 좋은 연료를 넣은 자동차가 잘 나가듯이 좋은 생각을 지니면 몸도 잘 나간다. 자동차에 좋은 연료를 넣고 싶은 사람이라면 자신의 몸에도 웃음과 유머라는 좋은 연료를 넣어보자. 몸도 잘 나갈 것이다.

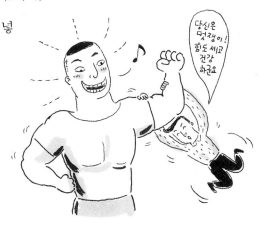

# 19 마음이 가벼우면 몸도 가벼워

천국에 갈 수 있는 첫째 조건은? 몸이 가벼워야 한다. 뚱뚱한 사람은 무겁기 때문에 천사가 날갯짓을 할 수 없어 하늘로 데려가지 않는다. 사실 뚱뚱한 사람은 이 세상이 이미 지옥이다. 뚱뚱한 사람은 온갖 성인병에 시달린다. 당뇨, 고혈압, 중풍, 관절염을 안고 살아가니 이미 지옥일 수밖에. 욕심으로 영혼이 무거운 사람도 마찬가지. 무거워서 좋을 것 없다. 가벼워야 한다.

이 세상을 천국처럼 살기 위한 조건은? 감정을 가볍게 하면 된다. 감정이 무거우면 병이 된다. 매일 쌓이는 스트레스는 병을 일으키는 주범이다. 의사들이 거의 인정하는 사실이다. 영화나 드라마를 보면 격렬히 화를 내거나 충격을 받은 사

람이 심장 발작을 일으켜 쓰러지는 장면이 자주 나온다. 의학

적으로 맞는 상황이다. 심장 발작은 두려움과 분노에 휩싸일

때 가장 잘 일어난다. 분노와 두려움이 뿜어대는 나쁜 호르몬

에 이미 약한 심장은 견뎌낼 수 없다. 두려움과 분노를 막아주

는 가장 좋은 약은 유머와 웃음이다. 유머는 두려움을 없애준

다. 웃으면서 분노를 느끼는 사람은 없다. 아무리

좋은 심장약을 먹어도 심각하게 살아가면 약

발이 듣지 않는다. 웃음과 유머로써

몸과 감정을 가볍게 하면 이

세상이 천국이다.

# 20 '정력'의 근원은 웃음

플로렌스 나이팅게일. 30대 나이에 영국군으로 크림 전쟁에 참전해 '위생' 개념을 도입하여 전쟁터에 창궐하는 콜레라, 이질, 열병 등의 발병률을 감소시키는 데 큰 공을 세운 여인. 나이팅게일은 전쟁터에서 밤낮을 가리지 않고 병들고 다친 군인을 보살펴 후세에 '백의의 천사'의 상징으로 받들어지고 있지만, 그의 뒤안길에는 만성피로라는 어두운 그림자가 있었다.

그는 전쟁터에서 돌아온 뒤 극심한 피로로 자신의 몸조차 가누기 힘든 상태에 빠졌다. 밤낮을 가리지 않았던 육체의 피로와 일에 대한 스트레스가 나이팅게일을 '크리미아 열병'에 걸리게 만들었던 것이다. 후세의 학자들은 만성피로증후군을 '플로렌스 나이팅게일병'으로 부르기도 한다.

파블로 피카소. 80살 생일에 젊은 연인과 플라멩코를 췄던 거장. 그는 팔순이 넘어서도 지칠 줄 모르고 그림, 조각, 시, 희곡 등 왕성한 창작욕을 발휘했고 젊은 여인들과 사랑도 즐겼다. 그의 얼굴에는 늘 웃음이 가득했다.

유머와 웃음은 마음을 열어주고 사물을 새롭게 느끼게 한다. 피카소는 유머와 웃음으로 끊임없이 자신의 예술세계를 변화시켜 행복과 명예를 함께 얻었다.

나이팅게일과 피카소. 누구를 선택할 것인가?

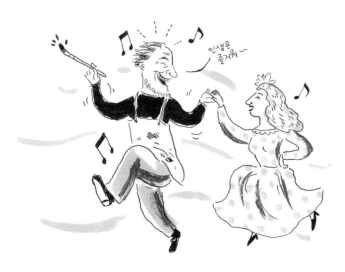

# 21 능력있는 사람은 힘든 상황에서도 유머를 찾아낸다

'술과 매에는 당해낼 장사가 없다'는 말이 있다. 권투 선수가 잔주먹을 많이 맞으면 쓰러지듯 날마다 술을 먹으면 술병이 난다.

큰 주먹 한방에 쓰러진 선수는 곧 일어나지만 잔주먹에 서서히 지쳐 쓰러지면 쉽게 일어나지 못한다. 어쩌다 마신 말술보다 날마다 먹는 잔술이 알코올중독을 일으킨다.

스트레스도 마찬가지다. 날마다 쌓이는 스트레스가 병을 일으키는 주범이다. 커다란 슬픔이나 손실이 스트레스를 일으키고 병을 일으킬 것 같지만, 일상의 자잘한 스트레스가 더 큰 병을 낳는다. 미국 캘리포니아 버클리대학의 리처드 라자루스 박사는 풀지 못한 채 쌓이는 일상의 스트레스가 건강을 해치고 병을 만드는 가장 큰 원인이라는 사실을 밝혀내기도 했다.

『개척자』를 쓴 게일 쉬하이는 힘든 상황에서 유머를 발견하는 능력이 개척자의 네 가지 자질 가운데 하나라고 꼽았다. 개척자들은 더 많이 일하고, 친구에 의지하고, 기도하면서 고난을 이겨낸다.

자존심이 강하고 뛰어난 능력이 있는 사람은 어렵고 힘든 상황에서도 유머를 찾아내고 그 상황을 이겨낸다고 한다. 그럴 때의 유머는 관심사를 바꿔주고, 웃음은 해방감을 준다. 스트레스라는 물살에 둑이 흔들릴 때 유머와 웃음이라는 도랑으로 거센 물길을 돌려보자.

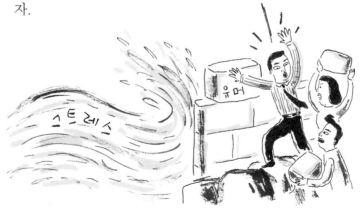

# 22 역경 속에서 키운
## 채플린의 유머

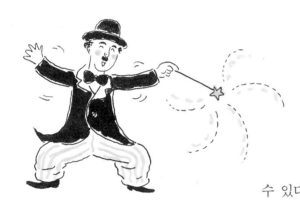

사람다운 사람은
잘 웃는다. 짐승
들은 웃지 못한
다. 사람만이 웃을
수 있다. 웃지 않는 사람
은 짐승과 다를 것이 없다.

　찰리 채플린은 웃음 속에서 위안을 찾고 남에게 웃음을
선사하며 인생을 살아간 사람다운 사람이다. 채플린이 다섯
살 때 아버지가 알코올 중독으로 죽었다. 그 뒤 채플린의 어머
니마저 미쳤다. 채플린은 웃음과 유머로 자신을 지켜냈다. 채
플린은 어린 시절 어두운 기억 속에서 빛나는 웃음을 찾아내

여러 사람에게 전하면서 인생을 행복하게 살아간 사람이다.

에이브러햄 링컨도 어려움을 웃음으로 이겨내고 성공한 사람다운 사람이다. 의회 진출의 실패, 세 아들의 죽음 가운데서도 링컨은 굳세게 버텨내 미국의 가장 위대한 대통령으로 자리잡았다. 링컨은 남북전쟁이 한창이던 암울한 상황에서도 각료회의에서 유머 책을 큰 소리로 읽고 웃어댔다.

어리둥절한 각료들에게 링컨은 말했다. "내가 웃지 않고 살았으면 이미 죽었다. 여러분도 웃음이라는 약을 사용해 보라."

누구나 어려운 세상을 살아가고 있고 불행은 누구에게도 찾아올 수 있다. 짐승처럼 살아갈지 사람처럼 살아갈지 스스로 결정할 일이다.

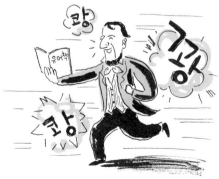

# 23 / 비교하면 불행해진다

남과 비교하면서 살면 쉽게 불행해질 수 있다. 남과 비교하는 사람이 늘어나면 사회도 병이 든다. 재산을 비교하기 때문에 사돈이 논을 사면 배가 아프다. 공부를 비교하기 때문에 학벌이 판을 친다. 외모를 비교하기 때문에 장애인이 설움을 받고 성형외과 수술이 늘어난다.

자신보다 낫다고 하는 사람의 인생과 자신의 인생을 비교하는 일이란 애당초 불가능하다. 자신보다 나은 사람의 인생의 내면을 알 길이 없고 자신의 인생이 어떻게 흐를지 모르기 때문이다.

아이안라 반잔트는 인생을 오물을 치우는 일에 비유했다. 그는 새로 마련한 호화 욕실에 앉아 한가로이 글을 쓰다

자신의 개가 카펫을 더럽힌 것을 발견했다. 그는 여기서 하나
의 깨달음을 얻었다. "인생은 마치 오물을 치우는 것
과 같다. 오물을 치우는 동안은 치우는 일 자체
로 그만이다. 오물을 치우면서 남이 치워야 할
양과 자신의 양을 비교할 수 없고 오물을 치우는
일이 좋은지 나쁜지 판단할 필요가 없다. 그저
오물을 기쁘게 치우면 그만이다."

　　모두 자신이 치워야 할 오물이 있다. 현명한 사람은 기
쁜 마음으로 웃으면서 오물을 치운다. 현명한 사람은 다른 사
람과 자신을 비교하지 않는다.

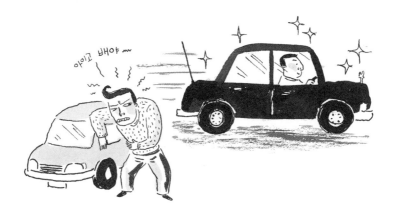

# 24 억지로라도 웃어보자

　가짜 중에도 가끔 쓸 만한 것이 있다. 세계 유명 상표의 모조품을 파는 곳에서는 가짜인 줄 알면서 사는 사람들이 많다고 한다. 사는 사람들로선 가짜라도 싸고 품질이 좋으니 줄을 설 수밖에. 가짜 웃음도 쓸 만하다. 즐겁게 웃을 때 광대뼈의 근육이 움직이면 행복한 기억이 떠오르고 면역체계가 강해지는데, 가짜 웃음으로 얼굴 근육을 움직여도 비슷한 효과가 있다.

　독일의 한 사회심리학자는 실험 대상에게 펜을 옆으로 길게 입에 물고 우스꽝스런 만화를 보게 했더니, 그냥 보게 한 대상자들보다 반응이 훨씬 세게 나타났다고 밝혔다. 광대뼈 근육운동, 곧 웃음의 효과가 알려진 이후 웃음을 치료에 이용

하는 의사들이 늘어나고 있다.

　미국의 통증치료 의사인 데이비드 브레슬러는 환자들에게 한 시간에 두 번씩 거울을 보고 웃게 하는 처방을 내린다. 요가를 가르치는 사람들도 수련자들에게 긴장을 풀기 위한 방법으로 '입 요가'를 훈련하도록 한다. 숨을 세 번 쉴 동안 또는 10초 동안 입꼬리를 치켜올리는 훈련을 반복하면 긴장을 줄일 수 있다고 한다. 엘리베이터에서 또는 물건을 사려고 줄을 설 때 그리고 전화를 받을 때 광대뼈 운동을 해보자.

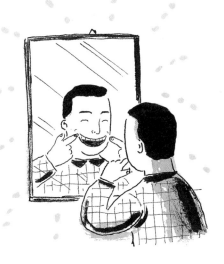

# 25 스트레스가 분수를 모를 때 사람이 망가진다

곰이 마늘과 쑥을 먹었던 시절, 사람들은 들과 산을 헤매다 어려움을 만나면 '싸우거나 도망가거나' 하면서 살았다. 들판에 야수 대신 자동차가 넘치는 요즘에도 사람들은 어려움을 느끼면 몸속에서 '싸우거나 도망가거나' 하는 반응이 나타난다.

뇌가 스트레스를 받아들이면 이런 반응이 작동한다. 스트레스는 콩팥에 붙어 있는 부신과 뇌의 한가운데에 있는 뇌하수체에 신호를 보내 아드레날린이라는 호르몬이 나오게 해 코티솔을 만든다. 코티솔은 사람의 몸을 싸울 수 있는 상태로 만든다. 싸우거나 도망가기 위해서는 온몸에 피와 에너지가 필요하므로 심장이 빨리 뛰고 혈압이 올라가고 연료로 쓸 혈당이 올라간다.

　싸움이 끝나면 몸은 평화상태로 돌아와야 한다. 하지만 싸움이 끝났다는 사실을 잘 모르거나 계속 싸워야 한다는 신호가 들어오면 몸에 코티솔이 많이 남아 심장은 여전히 힘들게 뛰고 혈당도 올라가 몸과 마음이 지치게 된다. 코티솔은 비상시에는 몸을 보호하지만 평화시에는 면역을 억눌러 염증과 병을 일으킨다. 적당한 스트레스는 사람에게 추진력과 성취욕을 주지만 시도때도 없는 스트레스는 사람을 망가뜨린다. 세상 모든 이치가 그렇듯이 모자라도 넘쳐도 탈이다.

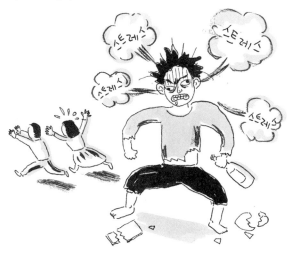

# 26 운동에서 재미 빼면 지겨운 공부나 매한가지

　　전화가 왔다. 이웃끼리 모여 차 마시는 장소에 나올 수 없다는 앞집 부인의 연락이다. 골프 약속을 앞두고 연습을 하다 공이 너무 맞지 않아 화가 나고 슬퍼 울다보니 얼굴이 엉망이라 나올 수 없다고 한다. 몇 개월을 연습해도 실력은 늘지 않고 골프가 갈수록 어려워지자 자신이 서글퍼졌다는 얘기였다. 뭐가 잘못됐을까?

　　이 부인은 골프를 공부하듯이 배웠고 골프 코치도 공부 가르치듯 가르쳤다. 운동을 공부처럼 생각하면, 머리가 좋은 사람이 공부를 잘할 수 있듯이 운동신경이 뛰어난 사람만이 운동을 잘할 수 있다. 운동에 소질이 없는 부인이 공부하듯 운동을 했으니 운동이 어려울 수밖에. 아마추어는 재미로 운동하는 사람이다. 아마추어의 가장 큰 목적은 재미다. 코치도 재미를 가르치지 않고 학생도 재미를 못 느끼니 마치 공부 못하는 학생이 학교 가기 싫은 것처럼 이 부인도 운동이 싫어졌던 것이다.

50%의 즐거움과 50%의 기술이 아마추어 운동의 기본이다. 즐겁게 생각하면 근육은 부드러워지고 마음도 편해져 더 나은 기술을 익힐 수 있고 더 좋은 경기를 펼칠 수 있다. 이겨야 한다는 부담과 패배의 두려움은 몸과 마음을 굳게 하여 경기를 망친다.

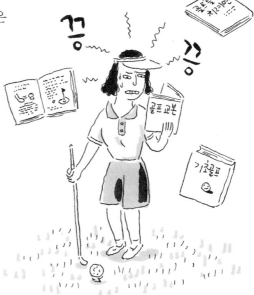

# 27 젊어서 고생 사서 하라? 이겨낼 수 있을 때만

'젊어서 고생은 사서 하라'는 말이 있다. 힘들고 어려운 일을 이겨낸 젊은이는 불에 단련된 쇠처럼 강하게 태어난다는 뜻이리라. 그렇지만 고생을 이겨낼 자신이 없다면 아예 고생문에 뛰어들지 않는 것이 좋다. 어줍은 태도로 고생을 맞으면 앞날이 망가질 수 있으니까.

예일대학의 로런스 브래스 박사는 2차 세계 대전에 참여했던 500명 가운데 포로생활을 한 사람들은 그러지 않은 사람에 비해 중풍에 걸린 비율이 8배나 높았다고 발표했다. 감옥생활을 잘 이겨내지 못했던 사람들은 전쟁이 끝난 다음에도 스트레스를 잘 이겨내지 못하고 쉽게 무너진다고 한다.

스트레스는 알레르기와 비슷하다. 스트레스에 심하

게 노출되면 그 뒤 가벼운 스트레스에도 몸이 민감하게 반응한다. 마치 복숭아를 먹고 심하게 앓았던 사람들이 복숭아 털만 닿아도 두드러기가 나는 것과 같다. 지긋지긋한 포로생활을 경험했던 사람들은 가벼운 스트레스에도 몸의 화학물질이 많이 분비되거나 줄어들어 심장과 혈관이 약해지게 되고 이에 따른 결과로 중풍에 걸릴 확률이 높아진다.

젊어서 고생은 파도타기와 같다. 파도를 타고 이겨내면 즐거움이지만 파도에 파묻히면 괴로움이다. 스트레스도 받아들이기 나름이다.

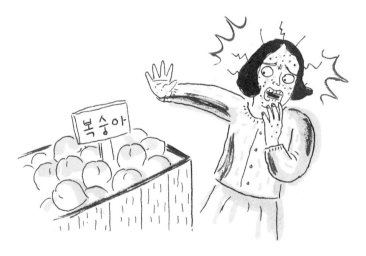

# 28 스트레스로 생긴 찌꺼기 운동으로 씻어준다

　　스트레스를 받아 '도망가거나 싸우거나' 반응이 일어나면 몸 속에 코티솔이 늘어나 혈압이 올라가고 혈당도 올라간다. 스트레스가 사라지면 스트레스 호르몬이 멈추고 몸이 평형을 되찾아 정상으로 돌아와야 하지만 이 일이 쉽게 되지 않는다.

　　좋은 머리를 타고 태어난 사람은 학교 수업만으로도 좋은 성적을 거둘 수 있다. 하지만 보통 사람이 좋은 성적을 얻기 위해서 예습과 복습을 열심히 하든지 과외를 받아야 하듯이 스트레스를 잘 조절하지 못하는 사람들은 스트레스로 멍든 몸을 정상으로 만들기 위해서는 어느 정도 노력이 필요하다.

　　록펠러대학의 브루스 멕웬 박사는 스트레스로 생긴 호

르몬의 나쁜 영향을 없애는 데 운동이 효과가 있다고 밝혔다. 정기적이고 적절한 운동은 코티솔의 부정적인 영향을 막아 심장의 박동수와 혈압 그리고 혈당을 조절해준다. 스트레스로 생긴 찌꺼기를 운동이 씻어주는 셈이다.

　따뜻한 보살핌을 받는 사람은 암에 걸렸을 때 외로운 사람보다 오래 살고 이웃이나 직장 동료와 친하게 지내는 사람은 감기에 잘 걸리지 않는다고 한다. 스트레스로 생기는 피해를 줄이기 위해서 도시를 떠나거나 직업을 바꾸기보다는 운동을 조금 더 하고 이웃이나 친구와 친하게 지내면서 베풀며 풍족하게 살아가는 것이 훨씬 현명한 방법이다.

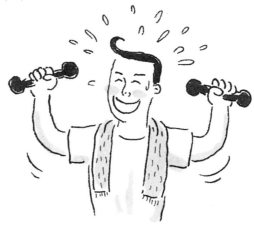

# 29 감기약도 '따로 없네'

## 웃음이 감기에 특효라고?

웃음의 반대는? 스트레스다. 스트레스가 쌓이면 몸에 병이 생긴다. 배꼽잡고 웃으면 스트레스가 달아난다. 어떤 학자들은 웃음을 유스트레스(eustress)라고 부른다. 스트레스의 반대라는 말이다.

스트레스가 병을 일으키는 사실을 알려준 단순한 실험이 있다. 어떤 집단에 설문지를 나눠주고 답을 받아 스트레스의 정도에 따라 네 그룹으로 나눴다. 이 사람들의 코에 감기바이러스가 들어 있는 액체를 넣었다. 실험 결과 스트레스가 심한 사람들은 감기도 심하게 앓는 것으로 나타났다.

웃음의 효과를 입증한 실험도 있다. 웃기는 비디오를

본 그룹과 가만히 방에 앉아 있는 그룹의 침에서 IgA의 농도를 쟀다. IgA는 면역글로불린의 하나로 감기 같은 상기도 감염을 막아주는 일을 한다. 웃기는 비디오를 본 그룹의 침에서는 IgA의 농도가 증가했지만 대조군에서는 변화가 없었다. 웃음이 면역을 길러준다는 사실이 밝혀졌다. 신나게 웃는 사람은 감기도 잘 안 걸린다.

스트레스는 병을 불러오고 웃음은 병을 몰아낸다. 몸을 해치려는 스트레스와 웃음의 세력다툼. 웃음 편을 들어주자. 웃자. 웃겨보자.

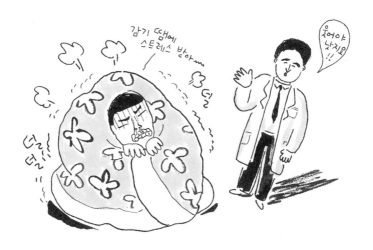

# 30 내기에서 잃은 돈은 즐거움을 위해 미리 낸 돈

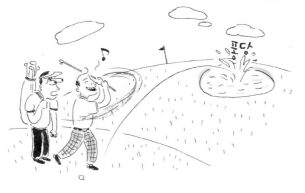

친구들끼리 골프를 하면서 내기를 했다. 서로 비슷한 실력이었지만 경기가 진행될수록 돈은 한쪽으로 몰렸다. 돈을 잃어 화가 난 친구가 돈을 잃고도 해죽거리는 또다른 친구에게 그 비결을 물었다. 대답은 이랬다.

"나는 골프를 한다고 하면 집을 나올 때부터 즐겁다네. 골프장에 들어서면 경치가 좋아 즐겁고 그늘집에 가면 맛있는 음식을 먹으니 즐겁고 어쩌다 공이 잘 맞으면 더욱 즐겁지. 이 즐거움을 위해 돈을 미리 냈는데 한 홀이라도 이겨 돈이 들어오면 더욱 즐겁지."

테니스나 골프처럼 경쟁을 하는 경기를 하다 보면 때로는 즐거움보다는 긴장과 실패의 쓰라림에 사로잡히게 된다. 이기고자 하는 욕심과 지는 것에 대한 두려움 때문에 생긴 긴장으로 몸과 마음이 얼어붙어 경기를 그르치게 된다.

아마추어 경기의 50%는 즐거움이고 나머지 50%는 기술이다. 이런 식으로 점수 계산을 해보면 경기에 나서기 전에 자신을 즐겁게 하고 남을 위해 웃음과 유머를 준비한다면 이미 50점은 따놓은 셈이 된다.

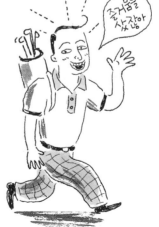

# 31 밥먹을 때 웃으면 내과의사들 할 일 없다

　　50%의 즐거움은 세상 모든 일에 들어맞는다. '맛과 재미'가 일하고 살아가는 기본이다. 일을 할 때도 재미가 있어야 하고 심지어 돈벌 때도 돈버는 재미가 있어야 한다. 사람들은 에너지를 얻기 위해서도 밥을 먹지만 맛과 재미를 즐기기 위해 밥을 먹는다. 아무리 음식 맛이 좋아도 기분이 언짢아지면 사람들은 "밥맛이 달아났다"고 말한다. 이렇듯이 밥맛은 요리솜씨만이 아니라 분위기에 따라서도 결정된다.

　　우리나라 사람들은 음식을 차려놓기를 좋아하는 편이지만 분위기를 즐기는 데는 서툴러 보인다. 해외여행지의 식당에서도 우리나라 사람들의 "빨리빨리"가 웃음거리가 되고 있다. 분위기를 즐겨 가며 천천히 음식을 먹는 다른 나라 사람들의 눈에는 서둘러대는 우리나라 사람들은 오로지 배고픔을 면하기 위해 먹는 사람들로 보일 것이다. 우리나라 동네병원 내과의사들의 얘기를 들어보면 위장병 호흡기질환 고혈압 당뇨병의 순으로 환자 수가 많다고 한다. 빨리빨리 못지않게 엄숙하게 밥을 먹는 습관도 위장병을 일으키는 데 한몫을 한다. 위장병으로 고생하는 사람들은 대개 성격이 예민하고 스트레스를 잘 받는다. 웃고 즐기면서 먹을 줄 아는 사람이 늘어날수록 내과의사의 얼굴에 웃음이 줄어들 수 있다는 얘기다.

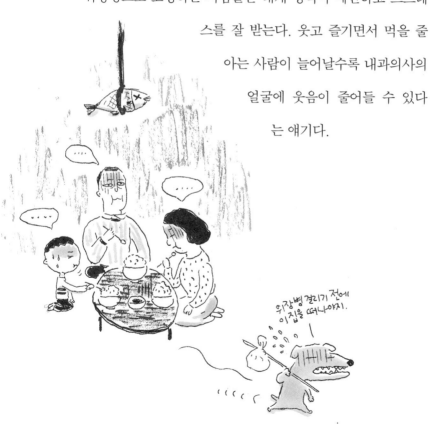

위장병 결리기 전에 이집을 떠나야지.

# 32 똑똑한 의사는 따뜻함을 안다

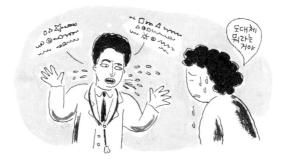

의사들이 환자와 얘기를 나누다 겪는 어려움이 몇 가지 있다. 병에 대해 열심히 설명했는데도 환자가 "그러니까 큰 병은 아니지요?"라고 되물을 때 의사는 힘이 빠진다. 더 황당한 때는 쉬운 말로 설명을 했는데도 환자가 기분 나쁜 반응을 보이는 순간이다. 말할 때 의사의 표정이 굳어 있으면 환자는 나쁜 대접을 받았다고 생각하는 모양이다. 셔먼의 연구에 따르면 보통 사람들은 대화를 나눌 때 얘기의 7% 정도만 귀담아 듣고, 목소리 특징 38%, 자세의 변화 55%를 기억한다고 한다. 말 자체보다는 표정이나 분위기를 더 중요시한다는 얘기다.

하물며 어려운 병에 대한 설명을 알아듣기는 더욱 힘들 수밖에 없다. 이런 경험이 계속되면 의사는 설명하기 싫어하고, 환자는 의사들이 설명에 인색하다고 생각한다. 똑똑한 의사들은 자세한 설명보다는 따뜻한 태도와 웃음이 환자를 편하게 한다는 사실을 알고 있다.

세상 일도 마찬가지다. 설명을 잘하기 위한 딱딱한 말투보다는 어수룩한 말투라도 부드러운 음성과 웃음 띤 얼굴이 훨씬 낫다. 아무리 좋은 상품이라도 포장지가 나쁘면 대접을 못 받듯이 좋은 얘기도 웃음이 없으면 빛이 바랜다.

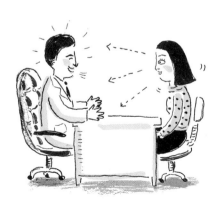

# 33 조삼모사 원숭이들 바보일까?

　〈장자〉에 나오는 조삼모사는 전국시대 송나라에 살았던 노인이 똑같은 밤 일곱 톨을 가지고 원숭이를 놀린 데서 유래된 얘기다. 집안 살림이 어려워져 키우던 원숭이들의 먹이를 줄여야 했던 노인은 궁리 끝에 원숭이들에게 아침에 밤 세 톨을 주고 저녁에는 밤 네 톨을 주겠다고 했다. 그러자 길길이 뛰면서 성을 내던 원숭이들은 노인이 말을 바꾸어 아침에 네 톨을 주고 저녁에 세 톨을 주겠다고 하자 뛸 듯이 기뻐했다.

　노인의 간교함과 원숭이의 어리석음을 지적한 일화이지만 요즘 눈으로 보면 원숭이들의 지혜가 돋보이는 얘기다. 원숭이들은 아침에 미리 네 톨의 밤을 확보함으로써 불안감을 줄일 수 있었다.

마찬가지로 모든 일은 미리 해결하거나 준비
하면 그만큼 여유롭다. 일 주일에 해야 할 일을 월요일
에 미리 끝내면 나머지 요일을 편하게 즐길 수 있지만 계속 미
루면 일요일까지 불안할 수밖에 없다. 제주도 사람인 내 친구
의 어머니는 일년 먹을 보리를 항아리에 채워 두지 못하면 불
안해한다.

또 원숭이들은 결정을 스스로 하면 행복하다는 사실을
알았던 듯하다. 사람 역시 작은 일이라도 스스로 결
정할 때 행복을 느낀다.

심리학자인 로딘에 의하면 요양원에 있는 노인 93%가
작은 일이나마 스스로 결정할 때 행복을 느낀다고 한다. 미리
준비하고 스스로 결정하면 행복해질 수 있다.

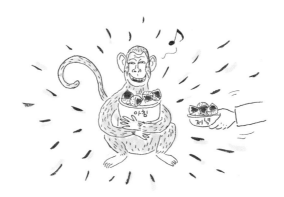

# 34 거리를 두면
## 괴로움 크기도 달라진다

　　서울에서 목포까지 천리길도 가는 방법에 따라 다르다.
비행기로 가면 한 시간이 걸리고, 기차와 버스로는 다섯 시간
남짓 걸리겠고, 걸어서는 열흘쯤 걸릴 것이다. 같은 거리도 이
용 수단에 따라 시간과 거리가 달라진다.

　　어려움과 힘든 일도 마음에 따라 거리를 다르게 할 수
있고, 거리를 두면 괴로움의 크기도 달라진다. 괴로움으로부
터 거리를 두는 방법으로 세 가지가 있다. 힘든 일이 생기면
사건의 가장자리로 벗어나 사건으로부터 거리를 두면 괴로움
을 빨리 이겨낼 수 있다. 가장자리 거리 개념이다.

　　감정으로 거리를 달리할 수 있다. 힘든 일을 변화와 발
전으로 보는 사람은 힘든 일에 파묻혀 괴로워하는 사람보다

잘 이겨낼 수 있다. 감정의 거리 개념이다.

　시간이 지나면 자연스럽게 거리가 생긴다. '세월이 약'이라는 말이 있듯이 괴로운 일도 시간이 지나면 잊혀진다. 시간 거리 개념이다. 우리의 장례문화에 이러한 개념이 잘 배어 있다. 호상이라는 말에 상주는 감정의 거리를 둘 수 있고 웃고 떠드는 조문객들 때문에 상주는 가장자리 거리를 둘 수 있다. 다른 나라 사람들이 보기에 이상한 상가 분위기지만 알고 보면 조상들의 지혜가 배어 있는 고급 문화다.

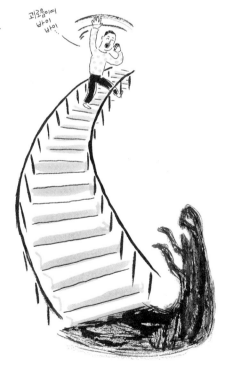

# 35 유방암 말기환자 따뜻하게 보살피면 18개월 더 산다

환경호르몬의 영향을 조사하면서 암수가 뒤바뀐 개구리와 물고기가 발견됐다는 우울한 얘기가 들려온다. 이제 우리나라 어디를 가도 다이옥신과 같은 나쁜 물질에서 벗어날 수 없게 되었다. 우리 몸은 밖으로는 환경호르몬의 공격을, 안으로는 스트레스의 공격을 받는 처량한 신세가 되었다. 환경은 물론 자신의 몸을 스스로 지킬 줄 알아야겠다.

세포에는 수용체라는 문이 있는데 문을 먼저 차지한 물질이 세포를 지배한다. 가짜 호르몬이 진짜를 물리치고 문을 먼저 차지하면 세포는 가짜의 영향을 받아 암수가 바뀔 수 있고 암을 일으킬 수 있다. 스트레스 때문에 생기는 호르몬이 문을 차지하면 세포는 힘들고 지치게 된다.

미국 스탠퍼드대학의 한 연구에 의하면 따뜻한 보살핌을 받는 말기 유방암 환자는 그렇지 못한 환자보다 평균 18개월을 더 산다고 한다. 오하이오대학의 연구에서는 유방암에 대해 심한 불안감을 느낀 환자는 그렇지 않은 환자보다 병을 물리치는 자연살상 세포의 효율이 20~30% 떨어지는 것으로 확인됐다.

사람은 베푼 대로 대접받는다. 상대방을 보살피고 자신을 따뜻하게 돌보면 복 받는다는 사실은 과학적으로도 맞는 것 같다. 건강하게 살려면 환경을 깨끗이 하고 이웃과 자신을 잘 보살필 수 있어야 한다.

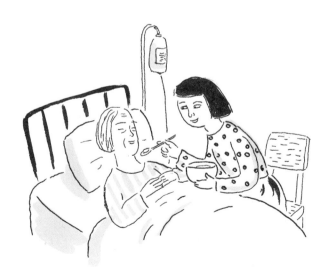

# 36 은메달이 패배일까, 재미가 최고

올림픽 경기 시상식에서 우리나라 선수의 태도가 외국 언론의 입에 오르내린 적이 있었다. 입상한 다른 선수들의 손을 뿌리치고 고개 숙인 채 2위 시상대에 서 있는 우리 선수의 모습이 이해하기 어렵다는 것이다. 동메달을 딴 선수도 즐거워하는데 은메달을 따고 고개를 떨구고 있으니 이상하게 볼 수밖에. 이기는 사람만이 대접을 받아 온 우리 선수들에게 은메달은 패배였기 때문이다.

우리의 운동회는 대체로 승부를 가르는 종목으로 짜여 있다. 나만 해도 운동회를 생각하면 즐거웠던 기억보다는 긴장으로 가슴 뛰던 생각이 많다. 미국에서는 운동회가 재미있는 놀이 위주로 구성돼 있고 경기에 이기는 쪽이나 지는 쪽 모두 메달을 받는다고 한다.

　운동회를 어른의 눈으로 보면 승자와 패자가 생겨나지만 어린이의 눈으로 보면 승자도 패자도 없고 오직 재미만 있을 뿐이다. 어려서 노는 재미를 빼앗긴 사람들은 어른이 돼서도 잘 놀지도 못하고 함께 이기기(윈-윈 게임)보다 승부를 가르는(윈-루스 게임) 데 익숙해진다.

　이기고 지는 것을 떠나 놀이에 빠져 어린이처럼 즐기는 것이 가장 잘 노는 방법이다. 어린이의 눈으로 세상을 바라보면 모든 일이 쉽게 풀릴 수 있다. 시인 워즈워스는 "어린이는 어른의 아버지이다"라고 읊었다.

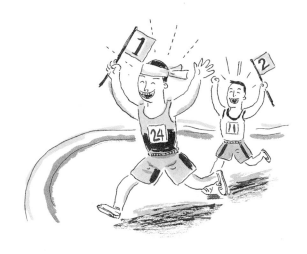

# 37 김정일 위원장은 웃겼다 그래서 마음을 움직였다

2000년 6월, 남과 북이 갈라선 지 55년 만에 남북정상이 함께 만났다. 온 국민과 세계 사람들이 두 정상의 만남을 관심 있게 지켜보았고 그 감동이 아직도 남아 많은 얘기들이 나돈다.

특히 김정일 국방위원장의 말과 행동은 여러 사람에게 깊은 인상을 주었다. 김 대통령을 만나 은둔에서 해방되었다는 우스갯소리를 비롯해 김 위원장은 밝은 웃음과 유머로 자신을 전세계에 알리는 데 성공했다. 그는 유머를 적절하게 사용했다. 밝은 웃음으로써 자신의 건강을 알렸다. 잘 웃고 잘 놀 줄 아는 사람은 어려움을 잘 이겨낼 수 있고 건강을 잘 유지할 수 있다. 캐나다 워털루 대학의 연구에 의하면 유머 감각이 뛰어난 사람들에게는 면역글로불린(IgA와 IgG)의 수치가 높게 나타났다.

　김 위원장은 유머와 웃음으로써 스스로 마음을 열어 보였다. 또 회담이나 만찬에서 여러 사람을 웃겼다. 그의 웃음과 유머는 장황한 연설이나 문구보다 여러 사람의 마음을 움직였다. 그는 웃음과 유머가 서로의 마음을 열 수 있고 서로를 껴안을 수 있는 좋은 수단이라는 사실을 알고 있는 듯했다. 그는 웃음과 유머로 서방세계에 자신이 개방적이고 온건하다는 이미지를 심어주었다. 웃음과 유머가 사람의 이미지를 바꾸고 서로의 벽을 허물 수 있다는 사실을 남북 정상회담이 보여준 셈이다.

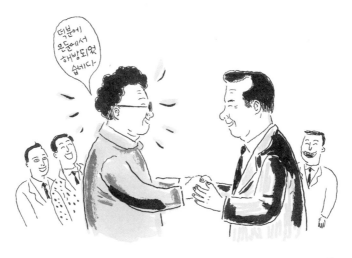

# 38 중세 의사들은 거의 개그맨?

건강에 대한 옛 사람들의 지혜는 어설픈 오늘날의 지식
보다 나은 것 같다. 유머(humor)라는 말의 뿌리는 'umor'이
다. umor는 액체나 물을 뜻하는 말이다.

중세 의사들은 사람 몸에 있는 네 가지 액체가 정신과
몸의 건강을 결정한다고 믿었다. 붉은 액체는 즐거움을 나타
내고 담즙 액체는 분노를 나타낸다. 점액질의 액체는 피로를
나타내고 검은 담즙은 슬픔을 나타낸다.

사람 몸에서 네 가지 액체의 균형이 깨지면 몸과 마음
의 병이 생긴다고 믿었던 당시 의사들은 당연히 아픈 사람을
치료하기 위해 네 가지 액체의 균형을 맞추려 했고 '유머'
로써 아픈 사람을 치료했다. 아픈 사람을 치료하는 동

안 의사는 그 사람을 기쁘게 하는 것이 중요한 일이었다.

중세 의사들은 사람 몸에 대한 해부생리 지식은 부족했지만 사람 몸과 마음이 서로 통한다는 사실은 알았다. 현대의학은 중세 의사들의 지혜가 옳았다는 것을 밝혀내고 있다. 최근에 발달한 정신-신경-면역학계에서는 몸-마음-영혼이 면역체계에 영향을 끼쳐 병에 영향을 준다고 본다.

사람 마음에서 생기는 모든 감정이 몸의 기관(심장이나 혈관, 장기)에 메아리친다. 몸은 단순한 그릇이 아니고 무의식과 의식이 지배하는 영토다. 그 영토를 웃음과 유머라는 균형으로 다스리는 것이 예로부터 전해오는 지혜다.

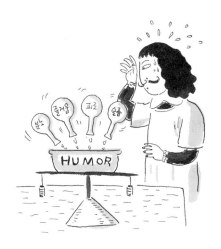

# 39 웃음, 신의 선물일까 진화 때문일까?

사람은 왜 웃을까? 질문은 짧지만 답은 짧지 않다. 웃음을 연구하는 학자들도 이런 질문에 부닥치면 머리가 아프고 우스꽝스럽다고 말한다.

생명의 기원을 설명할 때처럼 웃음의 기원도 신의 선물이라는 학자들이 있고 진화의 결과라는 이들도 있다.

웃음이 신의 선물이라고 주장하는 학자들은 사람만이 웃을 수 있기 때문이라고 말한다. 사람 몸에서 웃음을 일으키는 해부학적 위치나 유전자를 밝히려는 노력은 있었지만 아직까지 그 메커니즘을 설명하는 뚜렷한 이론은 없다. 다만 뇌의 모든 부분에서 경험이 종합적으로 작용해 웃음이 나온다는 사실만 알려져 있다.

웃음을 진화의 결과로 설명하는 이들은 다른 동물도 웃을 수 있다고 생각한다. 이런 학자들은 개가 꼬리를 흔드는 것이나 고양이가 '갸르릉' 거리는 것도 웃음의 표현이라고 말한다. 찰스 다윈은 원숭이의 이를 드러내는 동작이 진화해 사람의 웃음이 되었다고 발표했다. 원숭이가 이를 드러내 위험을 막듯 사람도 웃음으로 공격성을 승화하고 상대방과 교감을 나눌 수 있다는 것이다. 웃음은 사람이 사회에 적응하고 서로의 끈을 맺기 위해 체득한 진화의 결과라는 말이다.

웃음은 사람만이 누릴 수 있는 특권이다. 웃음의 기원에 대해 신에게 물어본다면 신도 웃음으로 답할 수밖에 없지 않을까.

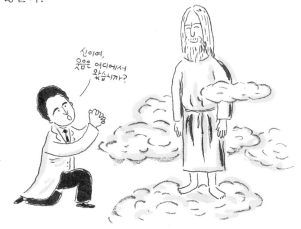

# 40 모임 준비물
## 회비+유머 한 꼭지

고기도 먹어봐야 맛을 알 듯이 유머도 자주 써봐야 맛을 안다. 유머를 잘 쓰려면 유머를 배워야 하고 유머를 준비해야 한다.

내가 아는 한 사람은 엄격한 생활 태도와 딱딱한 겉모습을 지녔지만 부드러운 유머로 사람을 끌어 모은다. 일에는 엄격하지만 사람 관계를 부드럽게 만드는 비결은 그의 준비성에 있었다. 그의 수첩에는 유머가 빼곡이 적혀 있다. 그는 모임에 참석할 때는 항상 유머 모음을 읽고 간다고 한다.

사람들은 들은 것은 쉽게 잊지만 본 것은 기억하고 직접 해보면 배우게 된다. 유머를 듣거나 보기만 한다면 유머리스트가 될 수 없다. 노력하지 않으면 평생 남 한 번 웃겨보기 어렵다. 유머리스트가 되기 위해서는 운전을 할 때처럼 배우고 연습해야 한다. 운전대를 처음 잡을 때는 서툴지만 나중에 익숙해지듯이 유머도 배우고 써먹으면 익숙해진다.

유머리스트가 되기 위해서는 유머 노트나 유머 일기를 준비해 유머를 모으고 항상 메모장을 지니고 다니다 좋은 유머가 있으면 기억해서 적어야 한다.

무언가 이루기 위해서는 먼저 원해야 하고 그 다음 행동에 옮겨야 된다. 그러면 나중에 그것을 가질 수 있게 된다. 조금만 노력하면 당신도 남을 웃기는 사람이 될 수 있다.

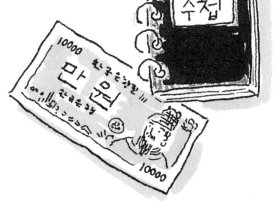

# 41 웃음형 근육으로 얼굴 가꾸라

　　나이 드신 환자들 가운데는 찡그린 얼굴이 많다. 오랜 세월을 아픔으로 시달리다 보니 찡그린 얼굴이 되었을 것이다. 그런 분들에게 웃어야 편해진다고 말하면 코웃음을 친다. 다시 다그쳐 '웃어야 집안에 복이 온다'고 하면 달리 생각한다.

　　웃음이 마음을 편하게 하듯이 찡그린 얼굴은 몸과 마음을 어둡게 한다. 또 찡그린 얼굴을 보는 사람의 마음도 어두워진다. 나이 드신 어른 한 분이 찡그리면 아프신 당신도 손해지만 가족이 우울해져 집안에 복이 달아난다.

　　캘리포니아 대학의 폴 에크먼의 연구에 따르면 감정을 나타내는 얼굴의 표정은 문화나 종족의 차이에 관계없이 같다고 한다. 또 얼굴의 표정은 감정을 나타내지만 감정을 일으키기도 한다고 한다. 실험에 참가한 사람들에게 감정에 관계없이 이 세상 어느 곳 사람이나 느낄 수 있는 기분 나쁜 표정을 짓게 한 다음 몸과 마음의 변화를 재보니 기분 나빴을 때의 생리적 변화가 나타났다.

얼굴의 근육은 마음을 비추는 거울이자 마음을 다스리는 운전대다. 운동하는 사람들이 웨이트트레이닝으로 몸을 가꾸면 힘을 쓸 수 있듯이 웃음으로 얼굴의 근육을 가꾸면 마음을 다스릴 수 있다.

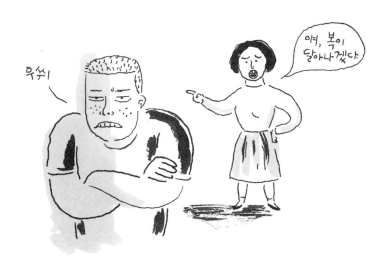

# 42 유머가 부럽다고? 배우고 때로 익혀라

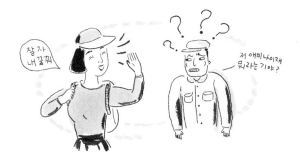

"잘 자, 내 꿈꿔"라는 이동전화 광고가 유행한 적이 있었다. 어느 연예인이 금강산에 놀러가서 북한 사람을 웃기려고 이런 내용으로 얘기를 했더니 북한 사람은 웃지 않고 심각하게 "남한에서는 남의 꿈도 대신 꾸어줍네까?"라고 하더라는 말을 듣고 방청객이 모두 웃었다.

웃기려는 말에 웃지 않고 심각한 말에 웃음이 나온 셈이다. 유머가 작동하기 위해서는 유머의 요소인 놀라움 또는

엉뚱함, 이중 의미, 말장난, 과장이 잘 어우러져야 한다.

영국의 총리를 지낸 처칠은 의회의 여성 문제로 아스토 부인과 다투다 서로 사이가 나빠졌다. 어느 날 아스토 부인은 처칠에게 "만약 내가 당신의 부인이라면 당신이 마시는 커피에 비소를 집어넣겠어요"라고 말했다. 이 말을 들은 처칠은 "부인, 만약 내가 당신의 남편이라면 그 커피를 마시겠소"라고 천연덕스럽게 대꾸했다. 이런 농담을 들으면 서양사람들은 배를 잡고 웃지만 우리나라 사람들은 겨우 의미를 알아듣는 데 그칠 뿐이다.

유머에도 사회, 문화적인 배경이 있다.

유머를 즐기려면 유머를 배워야 하고 때에 맞춰 쓸 줄 알아야 한다. 한때 유행했던 '삼행시 유머'는 우리나라 고유의 유머로서 우리의 정서에 맞고 유머의 요소도 잘 갖추고 있는 것 같다.

# 43 한시간에 두 번씩 입꼬리를 올리자

     국제화시대에 가장 길면서 가장 짧고 빠른 단어는? 영어의 '스마일'(smiles)이다. 첫 글자와 끝 글자 사이가 1마일이므로 가장 긴 단어이고 한 번 씩~ 하고 웃으면 마음이 통하니 가장 빠르고 짧은 단어다.

     국제화의 요체는 경제다. 우리나라 사람들은 영어에 서투르듯이 웃음에 서투르다. 웃음의 경제학을 모르는 탓이 아닐까? 잘 웃는 식당 직원은 봉사료를 많이 받는다. 강도가 깊은 밤에 편의점을 털러 갔다가 일하는 청년이 웃으면서 인사하자 강도짓을 포기했다는 얘기도 있다. 표정은 사람의 마음을 알리는 신호이고, 웃음은 자신의 마음을 열었다는 신호다. 아무리 따뜻한 마음을 지녔더라도 표정이 굳어 있으면 상대방은 나쁜 신호로 받아들인다. 그냥 입 가장자리를 치켜올리는 행동만으로 많은 이익을 볼 수 있다.

　　몸에는 어떤 변화가 일어날까? 얼굴이 웃는 표정으로 바뀌면 행복한 기억이 쉽게 되살아난다고 한다. 찡그리면 그 반대. 광대뼈의 근육은 흉선과 밀접한 관계가 있다. 흉선은 면역체계에 중요한 구실을 하는 기관이다. 광대뼈의 근육을 써서 자주 웃으면 흉선이 건강해져 우리 몸의 면역체계가 튼튼해진다. 자, 이제 거울 앞에 서자. 한 시간에 두 번 입 꼬리를 치켜올리고 웃음 연습을 해보자.

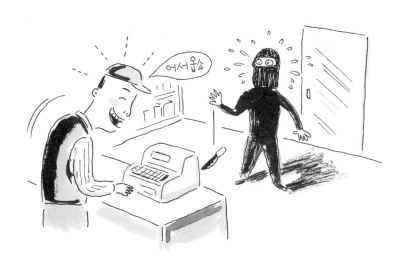

# 44 도전하는 사람은 스트레스에 강해

통계청이 발표한 '1999년 사망원인 통계'를 보면, 사망원인 첫번째는 30대 교통사고, 40대 간질환, 50대 이후 뇌혈관 질환으로 나타났다.

우리나라 사람들은 바쁘게 서두르다 힘들어서 술을 마시고 결국 혈관이 망가져서 죽어가는 것 같다. 좁은 땅에서 살아남기 위해 애쓰다 서로 상처받는 우리들의 모습이 그대로 통계로 나타나 보인다.

사회학자 수전 코바사는 스트레스를 이겨낼 수 있는 세 가지 성격 요소로 '3C(참여, 도전, 조절)'를 꼽았다.

직장이나 모임에서 의사 결정에 참여하고 교회나 절에서 적극적으로 봉사하는 사람은 스트레스를 잘 이겨낼 수 있다고 한다.

항상 자신을 개발하는 사람은 어려움과 변화를 위협으로 생각하지 않고 도전으로 여긴다.

어려운 일이 있을 때 밖의 상황에 의해 끌려가기보다 스스로 조절하는 사람은 스트레스를 잘 이겨낼 수 있다. 조절하는 사람은 마음을 비우고 양보할 줄 안다. 비워야 채울 수 있다. 조절할 줄 아는 사람은 자신감이 있고 상대방과 의사소통의 기술을 알고 있다.

힘든 세상을 술로 버텨내다 간질환으로 쓰러지기보다는 '3C'의 성격으로 세상을 게임처럼 즐기며 살아야 건강하다는 뜻이다.

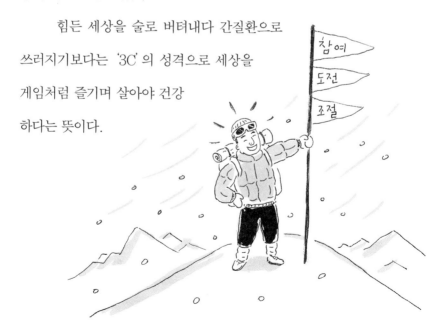

참여
도전
조절

# 45 '웃기는 병원'

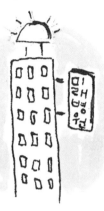

"2005년의 어느 병원. 김심난 씨는 척추 디스크 수술을 받기 위해 입원했다. 역시 어렵게 병실을 얻었다. 병실은 깨끗했다. 간호사들은 친절했다. 간호사들이 메뉴를 들고 왔다. 식사를 고를 수 있어 좋았다. 맛있는 음식도 잠깐, 수술에 대한 두려움이 몰려오자 밥맛이 달아났다. 밥을 물리치자 간호사는 다른 메뉴를 들고 왔다. 메뉴에는 코믹 비디오 제목이 들어 있었다. 의사의 처방이라고 했다. 김심난 씨는 〈패치 아담스〉를 골랐다. 비디오를 보고 있는 동안 친구가 찾아왔다. 친구와 함께 비디오를 보며 실컷 웃었다. 실컷 웃고 나니 마음이 편해지고 졸음이 밀려왔다.

의사가 처방해준 안정제를 따로 먹을 필요가 없을 것 같다."

웃음과 유머가 의사의 처방이 될 수 있을까? 웃음의 치료 효과를 인정하고 있는 미국의 전문가들은 환자를 웃기고 편하게 할 수 있는 소프트웨어 프로그램을 개발하고 있다. 가까운 시일 안에 우리 병원에서도 웃음이 의사의 처방으로 자리잡을 전망이다. 이 프로그램이 완성되고 병원에서의 사용이 실용화되면 환자들은 웃음 메뉴를 선택해 두려움과 외로움을 이겨낼 수 있게될 것이다.

이제 환자도 웃을 준비를 해야 하고 의사나 병원도 웃길 준비를 해야 하는 세상이 됐다.

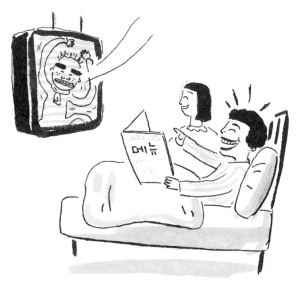